DES HÉMOPTYSIES

AVEC ACCIDENTS GASTRO-INTESTINAUX

CHEZ LES

TUBERCULEUX ARTHRITIQUES

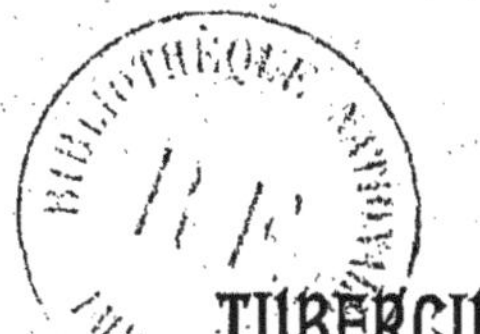

par

Fernand BOUYER

Docteur en Médecine

NIMES

IMPRIMERIE GÉNÉRALE, RUE DE LA MADELEINE, 21

—

1906

DES HÉMOPTYSIES

AVEC ACCIDENTS GASTRO-INTESTINAUX

CHEZ LES

TUBERCULEUX ARTHRITIQUES

par

Fernand BOUYER

Docteur en Médecine

NIMES

IMPRIMERIE GÉNÉRALE, RUE DE LA MADELEINE, 21

1906

PERSONNEL DE LA FACULTÉ

MM. MAIRET (✻)............... Doyen
TRUC.................... Assesseur

Professeurs

Clinique médicale............. MM. GRASSET (✻)
Clinique chirurgicale............. TEDENAT
Thérapeutique et matiêre médicale ... HAMELIN (✻)
Clinique médicale............. CARRIEU
Clinique des maladies mentales et nerv. MAIRET (✻)
Physique médicale............. IMBERT
Botanique et hist. nat. méd........ GRANEL
Clinique chirurgicale............. FORGUE (✻)
Clinique ophtalmologique......... TRUC
Chimie médicale............. VILLE
Physiologie.............. HEDON
Histologie.............. VIALLETON
Pathologie interne........... DUCAMP
Anatomie............. GILIS
Opérations et appareils .... ESTOR
Microbiologie .... RODET
Médecine légale et toxicologie ...... SARDA
Clinique des maladies des enfants..... BAUMEL
Anatomie pathologique .... BOSC
Hygiène.............. BERTIN-SANS
Clinique obstétricale .... VALLOIS

Professeurs adjoints : MM. RAUZIER, DE ROUVILLE
Doyen honoraire : M. VIALLETON
Professeurs honoraires : MM. E. BERTIN-SANS (✻), GRYNFELTT
Secrétaire honoraire : M. H. GOT

Chargés de Cours complémentaires

Clinique ann. des mal. syphil. et cutanées MM. VEDEL, agrégé.
Clinique annexe des mal. des vieillards .. RAUZIER, prof. adjoint
Pathologie externe .... SOUBEIRAN, agrégé
Pathologie générale............. N...
Clinique gynécologique ..., ... DE ROUVILLE, prof. adj.
Accouchements............... PUECH, agrégé lib.

Agrégés en exercice

MM. GALAVIELLE MM. JEANBRAU MM. GAGNIERE
RAYMOND (✻)   POUJOL   GRYNFELTT Ed.
VIRES   SOUBEIRAN   LAPEYRE
VEDEL   GUERIN

M. IZARD, *Secrétaire.*

Examinateurs de la Thèse

MM. GRANEL, *président.* | MM. GALAVIELLE, *agrégé.*
DUCAMP, *professeur.* | GAGNIÈRE, *agrégé.*

A MA FEMME

Par ses sages conseils et de précieux encouragements, elle a réussi à m'adoucir et à me faciliter le travail durant la dernière étape de mes études médicales.

A MON PÈRE ET A MA MÈRE

A TOUS MES PARENTS

F. BOUYER.

A MON PRÉSIDENT DE THÈSE

MONSIEUR LE PROFESSEUR GRANEL

> Respectueux hommage et sentiments
> de profonde reconnaissance pour toute
> la bienveillance dont il a toujours fait
> preuve à notre égard.

A MONSIEUR LE PROFESSEUR CARRIEU

PROFESSEUR DE CLINIQUE MÉDICALE A LA FACULTÉ DE MÉDECINE

> Remerciements sincères et vifs regrets
> de ne pas avoir l'honneur de le compter
> parmi nos juges, à cause d'une absence
> obligée.

A MONSIEUR LE PROFESSEUR AGRÉGÉ SOUBEIRAN

> Cordial merci pour la sympathie qu'il
> a bien voulu nous témoigner durant nos
> études.

F. BOUYER.

A TOUS NOS MAITRES

A TOUS NOS AMIS

F. Bouyer.

AVANT-PROPOS

Après avoir fréquenté durant huit années cette vieille et illustre Faculté de Montpellier, nous éprouvons le besoin, au moment de la quitter, d'adresser ici un adieu et un merci à tous ceux que nous y avons connus ou que nous y laissons encore. Et tout d'abord, que nos chers maîtres reçoivent l'hommage de notre vive et sincère gratitude. Nous garderons, impérissable le souvenir de leur bienveillance pour nous.

Nous tenons encore à renouveler à notre Président de thèse, M. le Professeur Granel, nos plus vifs remerciements pour avoir bien voulu nous faire l'honneur de présider notre thèse. C'est une douce joie pour nous, en même temps qu'un devoir, de trouver associé au couronnement de nos actes scolaires celui qui s'est montré toujours pour nous d'une bonté si paternelle.

Nous n'oublierons pas non plus, M. le Docteur Godlewski, Chef de clinique médicale, dont l'excellente camaraderie ne nous a jamais fait défaut. C'est à son obligeance que nous devons la principale observation, base de notre travail. Qu'il en soit remercié et veuille bien croire à notre profonde reconnaissance.

Quant à notre jeune ami, M. Félix Guignot, interne des Hôpitaux de Montpellier, il mérite une mention toute particulière pour la franche amitié dont il a toujours fait *preuve à notre endroit. Avions-nous besoin d'un service ou d'un conseil ? Nous le trouvions constamment prêt à nous obliger. Il s'est trouvé mêlé à toutes les péripéties de notre vie d'étudiant, s'associant à nos joies comme à nos peines. Jusqu'au bout, il a été notre aide dans nos travaux, et il a pris une large part dans la rédaction de notre thèse inaugurale. Nous nous souviendrons toujours de ce camarade dévoué et ne l'oublierons jamais.*

Enfin M. le Docteur Maurice Rigal, de Rochechouart, avec qui nous avons été lié par les liens d'une constante amitié, dès le début de nos études, peut être assuré, que les circonstances de la vie qui vont nous séparer ne parviendront pas à l'effacer de notre souvenir.

A lui, comme à tous, cordial merci.

DES HÉMOPTYSIES
Avec accidents gastro-intestinaux
chez les tuberculeux arthritiques
REMARQUES CLINIQUES

INTRODUCTION

« Tout est dit et l'on vient trop tard », disait La Bruyère
en parlant du cœur humain. Les mêmes paroles viendront,
sans doute, aux lèvres de tous ceux qui liront ce travail.
Que d'auteurs ont décrit les hémoptysies des tuberculeux
et leur histoire clinique, et il semble qu'il n'y ait plus rien
à en dire aujourd'hui. Eh bien si. Il y a plusieurs causes à
ces hémoptysies et celles qui font l'objet de ce travail n'ont
pas été étudiées depuis bien longtemps.

Chez le peuple aussi, le crachement de sang est chose
bien connue et de tous les symptômes de la tuberculose
c'est celui qui frappe le plus son imagination. Ce flot de
sang, rejeté au milieu des efforts de toux, épouvante le
malade et son entourage. « Il a craché du sang, il est donc

poitrinaire ; il est poitrinaire, donc il est perdu ». Telle est la pensée de tous. Et malheureusement le médecin lui-même, quoique prévenu, a tendance à se laisser aller à cette appréciation et à porter par là un pronostic assombri.

Assurément il y a là une grande part de vérité, et certes il vaut mieux ne pas avoir d'hémoptysies que d'en avoir. Mais cependant, il ne faut pas pousser cette opinion à l'extrême et juger un malade d'après ce symptôme seul. Aussi, ne saurait-on trop répéter ici cet axiome devenu banal à force d'être vrai : « Il n'y a pas de maladies, il n'y a que des malades ». Les hémoptysies ne sont pas tout. Le moment de leur apparition au cours de la tuberculose, les circonstances qui les accompagnent, l'organisme qui les produit sont ici des facteurs d'une importance extrême et modifient profondément leur évolution et leur pronostic.

Nous ne nous occuperons ici que du troisième facteur, c'est-à-dire le terrain et le terrain seul des arthritiques avec accidents gastro-intestinaux. Chez ces malades, des hémoptysies répétées s'accompagnent de lésions thoraciques légères, d'une bonne santé habituelle, pouvant même aboutir parfois à un agréable embonpoint. Ces hémoptysies sont nettement en rapport avec des troubles du côté de l'estomac et de l'intestin, et favorisées en plus par le terrain arthritique, terrain éminemment congestif. C'est ce que nous avons observé chez un malade dans le service de notre maître, M. le professeur Carrieu. Ces relations, d'ailleurs, commencent à être aujourd'hui connues et les travaux de Sabourin, puis la thèse de Jacques Avril ont bien mis au jour les particularités de cette question.

L'importance des troubles gastro-intestinaux dans la tuberculose n'échappe à personne. Très fréquents chez elle, ils peuvent soit la précéder et lui préparer ainsi le terrain , soit lui être simultanés et accompagner son début, soit enfin lui être consécutifs et dus souvent alors à une suralimentation exagérée. Dans tous les cas, ils en gênent le traitement et parfois même aboutissent à de très graves complications. Que faire chez un tuberculeux dont l'estomac ne digère point et dont l'intestin n'assimile plus ? Que faire lorsqu'à ces troubles s'ajoutent encore ceux de l'auto-intoxication alimentaire ? Les travaux de Hayem, Robin, Grancher, Mouissét, du Pasquier, Chanot, ceux d'Avril ont bien étudié ces faits et en ont montré toute l'importance.

Les troubles gastro-intestinaux des tuberculeux, soit à cause d'une infection locale, soit par suite d'une alimentation trop grande, suffisent pour provoquer des congestions pulmonaires aboutissant à des hémoptysies. Ces tuberculeux en auront d'autant plus facilement qu'ils seront plus arthritiques, et la lésion pulmonaire n'est pour eux qu'une « épine irritative » favorisant sa localisation. Les crachements de sang sont donc ici surtout fonction de l'arthritisme et des désordres digestifs. C'est pourquoi ils peuvent persister, alors que le poumon se cicatrise. Le malade observé dans la clinique du professeur Carrieu, et ceux cités dans nos observations suivantes, nous ont permis de préciser ce point. Les hémoptysies sont abondantes, elles se répètent, et cependant le sujet présente des lésions bien minimes, et malgré tout il engraisse et s'achemine progressivement vers la guérison.

Nous voulons donc ici :

I° Établir les relations des hémoptysies avec les troubles gastro-intestinaux de certains tuberculeux et en particulier des tuberculeux gras ou arthritiques ;

2° Étudier l'allure clinique particulière de ces hémoptysies, leur mécanisme, leur valeur pronostique et enfin, les indications thérapeutiques, qu'elles comportent.

On voit ainsi que tout n'est pas dit et que nous ne venons pas trop tard pour étudier encore certaines parties de l'histoire du vulgaire crachement de sang.

CHAPITRE I

Voici maintenant les observations qui nous ont inspiré le sujet de notre travail.

OBSERVATION PREMIÈRE

(Inédite. — Due à l'obligeance de M. le docteur Godlewski,

chef de clinique médicale).

(Service de M. le professeur Carrieu).

D. E., âgé de 17 ans, garçon de ferme, entre le 9 août 1905 dans le service de notre maître, le professeur Carrieu, salle Combal, n° 31, pour de la toux et des hémoptysies.

Début de la maladie. — Il y a 14 mois, le malade a commencé à tousser un peu. En avril dernier, il a été pris d'un léger embarras gastrique, au cours duquel sont survenus quelques faibles hémoptysies qui l'ont obligé à garder le lit pendant 2 ou 3 jours. Puis il reprit son travail habituel. Il toussait encore un peu au moindre froid, sans avoir d'expectoration. Son appétit était conservé, mais la constipation était ordinaire et les indigestions faciles. Il y a un mois, c'est-à-dire en juillet dernier, il eut une nouvelle hémoptysie accompagnée de diarrhée. Il y a 2 ou 3 jours, il a eu un nouveau crachement de sang, ce qui l'a décidé à rentrer à l'hôpital.

Antécédents héréditaires. — Père et mère inconnus.

Antécédents personnels. — Croup à 8 ans, rougeole et douleurs rhumatismales. Il s'enrhume depuis plusieurs hivers.

État actuel le jour de son entrée à l'hôpital. — Le malade tousse par quintes et rejette du sang presque pur sans crachats fibrineux. Ce sang remplit le crachoir et a l'aspect du sang salivé. Le sujet présente, en outre, une légère dyspnée, de l'anorexie, sa langue est saburrale, il a quelques nausées et une constipation assez opiniâtre, avec le ventre un peu douloureux du côté droit.

L'examen du poumon révèle seulement au sommet gauche un peu de submatité avec à peine quelques petits râles et frottements. Mais il n'y a pas de lésions suffisantes pour expliquer la quantité de sang rendu. Température 37°7. Le poul est à 90, la tension artérielle à 10. On prescrit des pilules d'ergotine et d'ipéca.

Cet état dure une semaine environ, au bout de laquelle l'hémoptysie s'arrête. Trois jours après, l'embarras gastrique était terminé. Les signes pulmonaires n'ont pas augmenté, bien que les rares crachats eussent révélé la présence du bacille de Koch et que le séro-diagnostic d'Arloing et Courmont ait été positif. On permet au malade de se lever.

Le malade présente un aspect général assez robuste, plutôt congestif avec des boutons d'acné sur la figure. Il a de temps en temps des épistaxis. Son pouls est maintenant à 80, sa tension à 18.

Le 7 novembre. Il survient une nouvelle hémoptysie durant 3 jours, accompagnée d'une légère élévation de température qui coexiste avec une constipation opiniâtre. On prescrit un purgatif, les pilules d'ergotine, d'ipéca et d'aloès.

18 Novembre. — Même poussée aussi vite arrêtée. Dans l'intervalle, l'état général est bon.

20 Décembre. — Nouvelle crise. L'examen du poumon ne révèle aucune aggravation des lésions légères constatées au début.

7 Janvier. — Nouvelle crise avec un peu d'excitation cérébrale, de la céphalée, des vomissements. Même traitement que pour les crises précédentes.

21 Février. — Apparition brusque d'une hémoptysie abondante avec points douloureux au sommet gauche. Le malade a du brisement général, de la céphalée, sa langue est sale, rouge à la pointe et sur les bords. Il a des nausées, de la diarrhée, des tâches rosées sur le ventre qui est légèrement douloureux. Le pouls, bien que fréquent (110 pulsations), présente une tension élevée de 18. Le séro de Vidal négatif permet d'éliminer le diagnostic de fièvre typhoïde, faisant pencher le clinicien vers celui d'état gastrique infectieux avec hémoptysies.

Le 25 février, en effet, la température tombe en même temps que les hémoptysies très abondantes (elles remplissent un crachoir par jour) s'arrêtent. Le sujet présente encore un peu de diarrhée et de grosses tâches rosées sur le ventre, qui est maintenant moins douloureux.

Le 28 février, le malade se lève et reprend son travail ordinaire. Il ne paraît pas avoir de modification ni du côté de l'état pulmonaire, ni du côté de l'état général. Son poids de 58 kilogrammes le jour de son entrée à l'hôpital, est actuellement monté à 65.

29 Mars. — Brusquement, dans l'après-midi, survient une nouvelle hémoptysie de sang rouge clair, sans crachats, avec élévation de la température et constipation. On donne un lavement purgatif et 1 pilule d'ipéca. Ces phénomènes durent 3 jours.

Le 27 avril, le malade dit qu'il sent venir une autre crise. Sa figure est congestionnée. Sa tension artérielle est à 18. L'examen pulmonaire révèle du côté gauche un peu d'expiration prolongée, au sommet quelques petits sous-crépitants. Le malade a de l'anorexie et de la constipation. On lui donne des pilules d'Anderson.

Le 30 avril au soir, en effet, le malade a sa crise, mais légère, réduite à de légers filets de sang.

Et le 1ᵉʳ mai, il se sent aussi bien qu'auparavant.

Le 10 mai, le malade se sentant complètement remis demande à quitter l'hôpital. Son poids se maintient aux environs de 65, 66, 68. L'état général est excellent et ne pourrait faire penser à la tuberculose. L'auscultation du poumon révèle toujours des lésions légères, constatées lors des examens précédents. L'on conseille au malade un régime léger, peu de viandes, des purées, des légumes, des pâtes d'Italie, le grand air, des antiseptiques du tube digestif et de plus en plus des laxatifs ou purgatifs légers.

Cette observation est très intéressante. Elle nous permet, en effet, de bien voir ce type d'hémoptysies chez un tuberculeux arthritique et qui guérit :

1° Il est tuberculeux, le fait n'est pas douteux. Il n'a pas de ces grosses lésions qui crèvent l'oreille, pourrait-on dire de cette purée verdâtre, témoin de l'expulsion du contenu des cavernes. Non : ici les symptômes permettant de reconnaître le caractère tuberculeux de l'affection thoracique sont plus légers, mais ne permettent pas le doute. En effet, les crachats examinés sous le microscope ont montré constamment la présence du bacille de Koch. Le sérum de ce malade agglutine les cultures de bacilles tuberculeux, suivant la technique d'Arloing et Courmont.

Il est évident que la constatation de ces deux caractères suffit à affirmer la phtisie chez ce malade.

2° Il est arthritique. Cela paraît non moins évident. En effet, sans entrer dans le détail de ce syndrôme, nous savons qu'il est constitué essentiellement par des tendances aux congestions dans les divers organes. Ici, ne trouvons-nous pas des épistaxis, ne trouvons-nous pas de la rougeur de la face se produisant à chacune des crises presque mensuelles. L'hyperthermie est notable puisque le malade a présenté une tension artérielle de 19 cm. de mercure. Il avait des boutons d'acné sur la figure. Enfin, l'on connaît bien les relations intimes entre le rhumatisme et la diathèse arthritique, celle-ci étant souvent le point de départ de celui-là. Or, si nous nous reportons au début de cette observation, nous remarquons que le malade a présenté dans son enfance des douleurs rhumatismales ;

3° Des hémoptysies dépendant : a) Des troubles digestifs. Et en effet, quelle coïncidence entre les crises gastro-intestinales et les crachements de sang ! Cette observation a presque la valeur d'une expérience. Le sujet était depuis longtemps constipé et avant son entrée à l'hôpital en proie à de faciles indigestions concurremment avec les hémoptysies. Puis chacune des périodes de congestion générale indiquée par les signes mentionnés plus haut, s'accompagnait de troubles digestifs, l'appétit était très diminué, la langue était sale, les digestions difficiles et accompagnées de quelques nausées. Le ventre était douloureux et la constipation assez opiniâtre. Ces symptômes gastro-intestinaux étaient même suffisamment accentués pour avoir au début permis le doute avec une dothienentérie, et soudain les hémoptysies cessent, et soudain aussi cède le crachement de sang.

2

b) Mais ces hémoptysies dépendent aussi de l'arthritisme et du tempérament congestif. La tension artérielle élevée en témoigne et l'épistaxis en fait foi. Mais une des crises est particulièrement instructive à ce sujet : c'est celle survenue le 30 avril dernier. En effet, depuis le 27 du même mois, le malade « dit qu'il sent venir une autre crise ». Sa figure est congestionnée et il a des bouffées de chaleur. Trois jours après, de petites hémoptysies apparaissent. Quoi de plus probant que ce fait, et peut-on, indépendamment d'ailleurs du reste de l'observation, nier la relation des hémoptysies avec l'arthritisme, alors que les lésions du poumon n'ont pas augmenté et que même l'état général est devenu meilleur ;

4° La quatrième considération à faire sur ces observations consiste en leur valeur pronostique. Le pronostic en effet de ces hémoptysies est bien différent, comme nous l'avions fait pressentir au début, des hémoptysies habituelles de la tuberculose. Sans doute, dans cette dernière, celles du début ne sont pas aussi fâcheuses que celles de la dernière période. Bien plus bénignes encore sont cependant celles qui nous occupent ici. Elles sont presque tout à fait indépendantes de la lésion et indiquent même un terrain vigoureux qui se défend bien. Elles sont dues, avons-nous vu, autant aux troubles gastro-intestinaux qu'au tempérament arthritique des malades. C'est probablement même à ce dernier qu'est due la régression de leur maladie. Ils crachent le sang justement parce qu'ils sont gras et, peut-on même dire, d'autant plus qu'ils le sont davantage. Elles sont donc, en somme, favorables.

5° De toutes ces considérations découlent clairement les indications thérapeutiques. On pouvait d'ailleurs les prévoir par l'examen de la tension artérielle. Il fallait donc, éviter d'une part la suralimentation, et de l'autre se défaire des toxines de l'appareil digestif en débarrassant l'estomac, l'intestin et en les antiseptisant. C'est l'indication que l'on avait remplie en agissant d'une part sur le tube digestif par les vomitifs et les purgatifs, et d'autre part, sur l'état général par les vaso-dilatateurs.

Voici maintenant une autre observation tout aussi intéressante.

OBSERVATION II

(Inédite. — Même auteur).

B. L., 31 ans, entre dans le service de notre maître le professeur Carrieu, salle Combal, le 8 Mai 1906, pour une faiblesse générale, de la céphalée, de la fièvre. Il y a 10 ou 12 jours, le malade a souffert un peu de la tête. Il a eu quelques frissons, un peu de constipation ; l'appétit était cependant conservé. Il a néanmoins continué son travail, mais en se fatiguant rapidement, et il était pris d'une toux légère accompagnée de crachats assez rares et peu abondants. Depuis trois jours, le mal à la tête a augmenté, l'appétit a presque complètement disparu, et le malade s'est décidé à entrer à l'hôpital.

Antécédents personnels. — Il a eu une bronchite à l'âge de 18 ans, suivie, deux ans après, d'une pleurésie. Il s'enrhume un peu tous les hivers, mais n'a cependant jamais craché le sang. Dans son jeune âge, il avait été sujet à des épistaxis, à de fréquentes migraines, puis il y a 6 ans, à une attaque de rhumatisme. L'état général est bon, sans amaigrissement.

Antécédent héréditaires. — Sa mère est rhumatisante, son père est mort d'une fluxion de poitrine.

État actuel. — Le facies du malade est abattu. Il a de l'anorexie, sa langue est saburrale, rouge à la pointe et sur les bords ; le ventre est douloureux avec des gargouillements dans la fosse iliaque droite. L'aire de la matité hépatique est un peu augmentée, la rate est normale et non douloureuse. Le malade a de la diarrhée. L'examen du poumon révèle, au sommet gauche et en avant, de la submatité ; les vibrations sont plutôt exagérées, l'expiration est en cran avec quelques frottements. En arrière et du même côté, il y a de la matité avec résistance au doigt, et à l'auscultation les mêmes signes qu'en avant. Le malade a de la fièvre : 38° ; son pouls est à 110, vibrant ; la tension artérielle est de 17,5. On le met au régime lacté, on lui ordonne le repos et on lui fait prendre du pyramidon. Le lendemain, à 4 h. de l'après-midi, bien que l'auscultation n'ait révélé aucun changement dans les signes pulmonaires, le malade a une hémoptysie abondante avec peu de toux, rendant un demi crachoir de sang presque pur, lavé. Le facies est congestif, et le sujet se plaint d'avoir des bourdonnements d'oreilles. La température s'est élevée, le ventre est toujours douloureux, les selles sont fétides, mais il n'y a pas de tâches rosées. On ordonne des antiseptiques intestinaux, des lavements et des pilules d'ipéca et d'ergotine. A la suite de ce traitement, l'hémoptysie s'arrête brusquement.

11 Mai. — Le séro de Vidal a été négatif, mais par contre, le séro d'Arloing est positif.

Les jours suivants, la température s'abaisse, l'état gastrique diminue, et bientôt le malade est complètement guéri de ses troubles digestifs. L'hémoptysie ne s'est plus répétée. L'auscultation du poumon montre les lésions restées stationnaires. L'état général est toujours excellent et le malade peut maintenant vaquer à ses occupations. A noter encore deux ou trois épistaxis dans les derniers jours qui précèdent sa sortie de l'hôpital.

Nous retrouvons quelques points importants à signaler dans cette observation. Au début, le malade, à peine entré à l'hôpital, semblait présenter tous les signes d'une dothienentérie. En l'espèce, il s'agissait d'un embarras gastrique fébrile prolongé, d'une de ces formes muqueuses qui prédisposent tant à la tuberculose, et surtout si fréquentes à la première période de cette maladie. Mais le point sur lequel nous voulons insister surtout, c'est l'apparition de cette hémoptysie chez un malade à lésions pulmonaires bien peu importantes. L'étude des symptômes concomittants : le pouls vibrant, la tension artérielle élevée, suffisent à nous indiquer qu'il s'agit d'hémoptysies congestives. Son arrivée brusque, survenant au milieu d'accidents gastro-intestinaux, semble devoir indiquer encore ici une relation de cause à effet entre elles et eux. Mais il y a plus : notre malade est un congestif et un arthritique, par conséquent prédisposé, de par son tempérament, aux hémorragies de toutes sortes. N'avait-il donc pas de multiples raisons pour faire une hémorragie en un point faible de son organisme, le poumon. Cette hémorragie, qui chez un autre eût été une hématémèse, une épistaxis ou une métrorrhagie, est chez lui une hémoptysie.

Nous tenons à faire remarquer que le crachement de sang n'a pas ici un pronostic aussi fâcheux qu'il le comporte en général, car il ne constitue en somme qu'un exutoire chez un arthritique, dont le tempérament luimême est un coefficient de curabilité, quoique toute relative, pour sa lésion tuberculeuse.

CHAPITRE II.

ÉTUDE CLINIQUE.

Les observations précédentes méritent toute l'attention du clinicien. Les malades ont des hémoptysies abondantes, répétées, ils ne s'affaiblissent pas, bien mieux leur état s'améliore., et cependant il y a des bacilles dans leurs crachats, bacilles redoutables puisque ce sont ceux de la phtisie pulmonaire, cette maladie consomptive par excellence. Fait paradoxal. La cause, le mécanisme, nous les verrons tout à l'heure. Mais la clinique nous permet-elle de les différencier et de préciser les caractères particuliers de ces hémoptysies d'origine gastro-intestinale ?

Non. Ces hémoptysies sont très variables et n'ont, à première vue, rien de propre dans leur allure. Elles surviennent à n'importe quelle occasion. La quantité de sang émis n'est pas toujours la même : Elle est tantôt moyenne, tantôt, et plus souvent, abondante. Elles s'accompagnent de peu de toux. Elles sont presque toujours composées de sang rouge vif. Peu différents sont ces caractères de ceux des hémoptysies ordinaires. Mais il y a en plus, chez ces arthritiques, des points importants à signaler :

1° Ces crachements de sang, comme nous venons de le faire remarquer, sont le plus souvent abondants ; aussi peut-on dire qu'ils n'ont de crachement que le nom. Ils arrivent à remplir, dans presque tous les cas, le crachoir du malade. Il y a surabondance de sang, pléthore circulatoire, et c'est en somme seulement le trop plein qui s'écoule ; ce sont des hémoptysies de décharge ;

2° Elles sont, fait peu constant dans la tuberculose, précédées de phénomènes congestifs. Les uns remontent loin. Le malade est souvent en proie à des épistaxis, à des hémorroïdes (Sabourin). Les mêmes symptômes, et d'autres analogues, existaient dans un cas cité par M. le Dr Mouisset (1) : Il y avait le facies congestif, les épistaxis, la tension du pouls et de la céphalée. Les autres sont plus rapprochés et précèdent immédiatement la crise hémorragique : c'est une sensation de chaleur dans la poitrine, de bouffées de chaleur aussi vers la figure, à tel point que le malade sent parfois venir sa crise, comme dans notre première observation. Puis l'hémoptysie elle-même est abondante, le sang est rouge vif. A la suite, le malade n'est point pâle, haletant, couvert de sueurs froides, comme dans les véritables hémoptysies tuberculeuses, mais il conserve l'aspect congestionné .Les phénomènes prémonitoires, l'hémoptysie elle-même, l'état enfin dans lequel elles laissent le sujet sont donc ici bien différents de ce qui se passe habituellement.

3° Portant ses investigations sur la circulation périphérique, le clinicien en retire d'importantes constatations.Il voit, en prenant le pouls du sujet, que celui-ci est lent et vibrant. Ce n'est pas le pouls tuberculeux, qui, rapide habituellement, le devient encore davantage après le crachement de sang ; qui est petit, mou et dépressible. La tension artérielle est ici élevée : vers 17, 18,19 centimètres de mercure. Or, dans la phtisie pulmonaire, un des principaux signes peut-être du début est l'hypotension vasculaire, conséquence de l'infiltration de l'organisme par les toxines vaso-dilatatrices du bacille de Koch.

(1) In Thèse Jacques Avril.

4° L'interrogatoire et l'examen révèlent en même temps des troubles dans le fonctionnement du tube digestif. On voit dans nos deux observations que ces phénomènes gastro-intestinaux coïncident toujours avec les hémoptysies. Ils débutent ensemble, puis ils font partie des mêmes crises et évoluent simultanément. Notre première observation est bien typique à cet égard. A chaque poussée congestive, l'hémoptysie survient en même temps qu'apparaissent les nausées, la douleur de ventre, la constipation ou la diarrhée. Puis, plus rien, tout cesse à la fois dans l'intervalle de ces poussées.

5° Enfin, l'examen local du poumon montre des lésions tuberculeuses toujours minimes et bien insuffisantes pour expliquer l'abondance de ces crachements de sang. On ne trouve pas ici de ces lésions grossières et qui crèvent l'oreille : pas de craquements, pas de râles, pas de signes caverneux capables d'en donner la clef. Un peu de submatité, l'expiration légèrement prolongée : c'est tout, et les tubercules doivent être assez rares pour ne pas se révéler davantage à l'auscultation.

6° L'état général reste bon, l'amaigrissement ne se produit pas et si l'on n'est point prévenu, on peut être dérouté par cet aspect si prospère coïncidant avec ces lésions tuberculeuses et ces hémoptysies pseudo-tuberculeuses. Toutes ces constatations sont très importantes et elles concourent à préciser la physionomie clinique de notre syndrôme.

CHAPITRE III.

DIAGNOSTIC DE L'AFFECTION

Il faut maintenant, appuyé sur l'étude clinique, indiquer le diagnostic. Ainsi le praticien pourra maîtriser le crachement de sang et en prévenir le retour. Il pourra encore rassurer le malade et son entourage effrayés, car l'hémoptysie s'accompagne d'un sentiment de terreur tout à-fait particulier, soit par la vue du sang lui-même, soit par l'explication soudaine de la nature de la maladie. On se croyait enrhumé, on se voit poitrinaire.

Il faut donc diagnostiquer cette hémoptysie de toutes les autres.

Certes, nous ne pouvons faire ici le diagnostic positif des hémoptysies. Nous supposons l'hémoptysie reconnue. A quoi songe-t-on immédiatement ?

A deux maladies : la tuberculose pulmonaire ou une cardiopathie et, en y réfléchissant un peu, étant donné l'aspect bien portant du sujet, à l'arthritisme seul. Pour cela, nous nous appuierons sur deux grandes sortes de considérations :

1º Les commémoratifs. Le sujet nous apprend qu'il est de souche arthritique. Il nous dit avoir été en proie dans son enfance ou dans sa jeunesse à une de ces nombreuses manifestations qui sont la signature de l'arthritisme : il a eu des épitaxis, des attaques de rhumatisme, des hémorroïdes et autres poussés fluxionnaires dans d'autres organes. D'autres fois, ce sont des crises d'asthme, des migraines fréquentes et tenaces. Cet ensemble devra déjà nous mettre en garde, surtout s'il s'est rencontré en tout ou en partie chez un de ses ascendants.

2° L'étude approfondie des symptômes généraux et des troubles locaux. Nous avons déjà assez parlé des symptômes généraux congestifs précédant et accompagnant les crises. Si le sujet est gras ou engraissé, le diagnostic en est encore facilité, si son aspect du moins est reconnu n'être pas la bouffissure d'un cardiaque. Au point de vue local, il faut examiner successivement :

1. — Les troubles digestifs. Nous en avons parlé longuement tout à l'heure. Ils se rencontrent aussi bien, il est vrai, dans la phtisie et dans les lésions mitrales, mais ici ils arrivent par crises coïncidant avec les hémoptysies et disparaissent avec elles. Signes d'une grande valeur.

2. — Les caractères de l'hémoptysie abondante, répétée, constituée par du sang rutilant, lavé, avec peu de toux, presque sans crachats, véritable saignée, sont encore une importante constatation. Au contraire. l'hémoptysie du cardiaque est composée en général de sang noir.

3. — Le facies est différent suivant les cas : pâle, amaigri et même décharné est celui du phtisique pur. Celui du phtisique arthritique est florissant et même enluminé. La figure congestionnée du mitral pourra seul être confondue avec lui. Aussi, faudra-t-il, dans ces cas, passer à l'examen local attentif des organes.

4. — Le poumon du tuberculeux non arthritiqne, présente au sommet les lésions caractéristiques et en général suffisamment évidentes lorsque survieut une hémoptisie abondante. L'arthritique à accidents gastro-intestinaux avec hémoptysies, dont nous nous occupons ici ne présente, avons-nous vu. que des lésions bien minimes au sommet.

Le mitral a de la congestion des bases où l'on trouve à l'auscultation une pluie de râles sous-crépitants.

5. — Examen de l'appareil circulatoire. Au cœur il y a des signes uniquement dans le cas de cardiopathies. Une exception, cependant, pour certains troubles intestinaux indépendamment de toute tuberculose, peut, suivant le mécanisme invoqué par Potain, provoquer, par spasmes des vaisseaux pulmonaires, la dilatation du cœur droit. Mais, dans ce cas, on ne trouve pas de signes de phtisie pulmonaire, pas de signes d'arthritisme, pas de souffles à la mitrale, mais au contraire, des signes nets de dilatation du cœur. Le pouls est fréquent et petit dans la tuberculose ordinaire, soit au moment des hémoptysies prémonitoires, soit au moment de celles de la troisième période, où de plus, il est dépressible, Mais, à ce moment, les signes généraux et locaux fort nets ne peuvent permettre aucune hésitation au diagnostic. Chez le tuberculeux arthritique. il est lent, fort et vibrant. Dans les affections de l'orifice mitral enfin, il est irrégulier, inégal, intermittent. La tension artérielle, encore chez le tuberculeux arthritique, est élevée et ce signe ne se retrouve pas dans les deux autres cas (1). En dernier lieu, les congestions veineuses viscérales des mitraux sauteront aux yeux, pour si peu qu'elles existent.

En résumé, la notion du tempérament arthritique, les lésions légères du sommet du poumon, les troubles gastro-intestinaux, l'absence de signes d'affections mitrales, permettront de reconnaître le raractère des hémoptysies qui nous occupent ici.

____

(1) Teissier. Lyon. La tension dans les hémoptysies des tuberculeux.

CHAPITRE IV

PATHOGÉNIE

Nous étudierons maintenant le mécanisme des hémoptysies chez les tuberculeux arthritiques avec accidents
digestifs. Mais nous nous occuperons simplement ici du
mécanisme spécial à ces hémoptysies, bien différentes de
celles par lésions du dehors, ulcérations vasculaires,
tuberculeuses, ou par stase due au rétrécissement mitral.
Toute autre est notre intention. L'arthritisme et les troubles gastro-intestinaux peuvent-ils arriver à déterminer
ces crachements de sang? Comment ensuite les détermi-
nent-ils? Eh bien, il existe des troubles circulatoires
congestionnant le poumon de deux manières : par l'hypertension et par les altérations du sang.

1° L'hypertension, en effet, par suite de la différence
d'équilibre entre le sang des vaisseaux et le milieu extra-
vasculaire, détermine la rupture des capillaires et des
artérioles du poumon. Ceci est bien prouvé par nos
observations et par l'observation 7 de la thèse de J. Avril,
que nous allons résumer ici (1) :

M. L. P..., a été traité pendant cinq ans pour de la
dyspepsie avec hyperchlorhydrie. Il présente en 1895 des
signes très nets de tuberculose pulmonaire gauche et des

(1) J. Avril. — *Les Dangers de la suralimentation chez les tuberculeux*. Thèse de Lyon 1904, page 115.

signes d'embarras gastrique et de dyspepsie hyperacide, qui nécessitent un régime particulier.

En 1898, grâce à ce régime sévèrement suivi, grâce à la surveillance du tube digestif, grâce à la cure d'air, à l'hygiène générale, les lésions pulmonaires sont en voie de régression. Mais des symptômes de dilatation d'estomac se manifestent à nouveau et le malade d'hyperchorhydrique devient hypochlorhydrique. Il présente de temps en temps des poussées congestives au sommet du poumon gauche.

En 1901, le malade, qui s'était plaint autrefois à de rares intervales de palpitations, eut à souffrir de symptômes cardiaques nouveaux. L'auscultation révèle de l'hypertension cardiaque et artérelle, secondaires à de l'auto-intoxication d'origine gastrique. Le fonctionnement défectueux du tube digestif chez ce malade, comme le fait remarquer le Dr J. Avril, est un grand obstacle au traitement de la maladie. L'état général est excellent et l'on peut dire qu'il n'est plus un tuberculeux, mais un dyspeptique chez lequel les phénomènes d'auto-intoxication déterminent des troubles cardiaques par l'hypertension, notamment du côté de la circulation pulmonaire.

2° L'hémoptysie est produite par l'altération du sang qui, plus fluide que normalement, par diminution de ses principes salins (1), passe à travers la paroi des vaisseaux.

De quelle manière maintenant ces causes produisent-elles la congestion pulmonaire? Dans tous les cas elle est produite par la vaso-dilatation des artérioles du poumon. Le mécanisme intime de cette vaso-dilatation n'est pas très bien connu. Est-ce par paralysie des filets nerveux vaso-constricteurs ou par excitation des vaso-dilatateurs? On ne sait. Mais le fait reste certain. Cette vaso-dilatation se fait de deux manières :

Ou bien par voie réflexe. Les poisons, conséquence des

(1) Charrin, déjà cité.

troubles gastro-intestinaux, par irritation nerveuse, vont retentir sur les vaisseaux du poumon. Le fait est bien connu aujourd'hui. On peut en rapprocher le phénomène suivant analogue, quoique d'une autre nature. Dans la tuberculose, le contact des aliments au niveau de l'estomac détermine souvent un réflexe, non pas là congestif, mais tucigène : C'est la toux hémétisante. Donc, l'irritation des extrémités du pneumo-gastrique peut produire des réflexes du côté du poumon. Dans un cas, c'est sur ses muscles, dans l'autre sur ses vaisseaux.

Ou encore par auto-intoxication. — Les toxines produites dans le tube digestif ont ici deux origines :

Dans les cas où les accidents digestifs sont aussi de nature tuberculeuse, c'est la toxine tuberculeuse. Les expériences de Koch viennent à l'appui. Cet auteur, injectant expérimentalement de la tuberculine dans le tissu cellulaire d'animaux, provoquait chez eux de la congestion pulmonaire pouvant aller, si la dose était relativement élevée, jusqu'à la production d'hémoptysies. Le même fait se produit parfois dans l'emploi de la tuberculine comme moyen de diagnostic si l'on dépasse une très faible quantité.

S'il s'agit d'un tuberculeux ayant des troubles gastro-intestinaux non dus au bacille de Koch, ceux-ci peuvent provenir de deux sources :

Soit d'une infection secondaire. — Qu'il se produise chez ces malades un embarras gastrique, une fièvre typhoïde, une entérite ou tout autre maladie infectieuse du tube digestif surajoutée, et voilà de nouvelles toxines qui, passant dans l'économie, vont provoquer des congestions diverses (1).

Elles se produisent dans tous les organes, et le poumon comme le rein et le foie par exemple, est le siège d'une fluxion. Le même fait a lieu aussi dans les hernies

____

(1) Bouchard, Roger et Garnier. — *Revue de Médecine, 1906.*

étranglées, les engouements herniaires, par passage dans le sang de toxines microbiennes dont le laboratoire es^t au niveau de l'anse intestinale étranglée.

Soit par la suralimentation. Normalement déjà les aliments sont toxiques par eux-mèmes. « Sans parler des substances avariées, des substances de mauvaise qualité, comme des jambons imparfaitement conservés, de nombreuses expériences apprennent que les matières alimentaires comprennent des principes toxiques de diverses natures » (1).

Or, si ces aliments sont introduits en trop grande quantité, leur rôle toxique sera exagéré, et cela d'autant plus facilement que l'estomac est déjà atteint et troublé dans son fonctionnement. Il se produit en plus des fermentations anormales. Ces poisons digestifs sont en nombre considérable . Il y a des acides divers, surtout organiques, des sels, des produits issus de la transformation des albuminoïdes : leucine, tyrosine, xanthine, hypoxanthine, des amines, de la pyridine, de la muscarine, des ptomaïnes, etc., etc... Tous ces produits toxiques « conduisent aux hémorragies, agissant sur les hématies pour les dépouiller partiellement de leur oxigène, de leur fer, sur les leucocytes pour affaiblir leurs mouvements ». Ces produits, circulant dans le sang, vont déterminer au niveau du poumon la dilatation des artérioles et, par suite, une véritable congestion active. C'est la conséquence, chez les tuberculeux arthritiques, des troubles gastro-intestinaux. Ceci avait déjà été remarqué par Fuster, du Pasquier, Mouisset et Jacques Avril.

L'observation suivante, prise dans la thèse de ce dernier, déjà cité, nous en donne un excellent exemple :

---

(1) Charrin. — *Poisons de l'organisme ; Poisons du tube digestif*, p.19.

Observation IV (1)

Mme X..., vingt-cinq ans, a eu une bronchite prolongée. Je la vois dans le courant de l'année 1902 et constate des craquements très nets au sommet du poumon droit.

La malade, soumise au traitement hygiéno-diététique, part à la campagne. L'amélioration ne tarde pas à se produire, les nouvelles que je reçois sont excellentes.

Quelque temps après, je suis appelé à l'occasion d'une hémoptysie abondante et prolongée. Ce jour-là, je constate un grand changement depuis mon dernier examen. Cette jeune femme a engraissé (elle est presque obèse) son augmentation de poids est considérable. La face est congestionnée. J'apprends que quelques épistaxis ont eu lieu pendant les jours qui ont précédé l'hémoptysie. Le pouls est fort, les urines ne contiennent pas d'albumine. L'interrogatoire me donne l'explication de ces phénomènes.

La malade a eu l'intention de suivre scrupuleusement son traitement, mais, ignorant que « le mieux est l'ennemi du bien », elle a exagéré les prescriptions relatives au régime alimentaire. Elle a mangé abondamment, elle a multiplié les repas, reconnaissant elle-même, d'ailleurs, qu'elle a dépassé la mesure, car ses digestions deviennent laborieuses. Après les repas, elle éprouve une pesanteur gastrique accompagnée de chaleur à la face, de maux de tête, parfois des palpitations.

Un retour à une alimentation plus modérée, est ordonné; dès lors, les phénomènes disparaissent.

(1) In Thèse Jacques Avril, page 108.

Il est évident que les différentes transformations opérées depuis le début du traitement ont toutes la même cause. La disparition de certains phénomènes subjectifs pulmonaires, l'amélioration de l'état général, l'augmentation rapide et considérable du poids, les troubles digestifs représentent à la fois le bénéfice et les inconvénients du repos et d'une suralimentation excessive. De plus, il est permis d'affirmer que la complication pulmonaire doit avoir également la même origine. Le facies de la malade, les épistaxis, la tension du pouls montrent les modifications survenues dans l'appareil circulatoire et cet état congestif parait avoir précédé la production de l'hémorragie bronchique.

A côté de ces causes internes, il faut envisager maintenant l'influence du terrain lui-même. Il occupe, d'une manière générale, une large place dans la pathogénie d'une hémoptysie (Sabourin). Nous ne voulons pas revenir sur la question de l'antagonisme de l'arthritisme avec la tuberculose. (Voir les travaux de Bouchardat, Sarda et Vires, Parkes-Weber, Lemoine). Cet antagonisme n'existe pas en principe, mais il faut savoir que les tuberculeux arthritiques ont tendance à voir leurs lésions se scléroser. Ce sont d'autre part, pourrait-on dire, des amoureux des congestions et des hémorragies. Les congestions cérébrales, pulmonaires, hépatiques, rénales ; les hémorragies : épistaxis, hémorroïdes, etc., sont le lot de ces tempéraments.

Or, interrogez les tuberculeux arthritiques ; l'histoire de leurs antécédents comprend des tendances aux hémorragies, sur lesquelles nous ne reviendrons plus. Leurs hémoptysies n'ont rien d'étonnant. En effet, les congestions pulmonaires des arthritiques sont bien connues. Elles peuvent affecter trois formes classiques, décrites par Lebreton : une forme hémoptoïque avec crachats de sang ; une forme rémittente où il y a des crises d'oppression nocturne avec toux et expectoration gommeuse parfois sanguinolente ; enfin, une forme latente, caractérisée par des douleurs aiguës dans l'épaule et la paroi thoracique avec des râles fins inspiratoires. Dans nos observations, nous avons vu qu'il s'agit d'une forme intermédiaire aux deux premières.

Huchard, dans une communication retentissante du Congrès de Rouen 1883, a cité pas mal d'observations de sujets suivis pendant 20, 25 ou 30 ans et qui ont eu des hémoptysies sans tuberculose. Ces hémoptysies se sont fait remarquer chez ces malades par leur apparition brusque, leur disparition rapide, leur abondance, la conservation de la santé générale, la production de congestions mobiles et fugaces. Les sujets étaient arthritiques.

Dans nos observations, le diagnostic de tuberculose n'est pas douteux, vu les signes sthétoscopiques, le séro d'Arloing positif et pour la première la constatation du bacille de Koch dans les crachats. Ces malades étaient sûrement tuberculeux. Comme arthritiques, ils avaient déjà des tendances aux hémoptysies. Comme tuberculeux, la lésion pulmonaire, bien que légère, a servi de point de localisation au flux congestif, manifestation de l'auto-intoxication digestive d'une part et du trop plein de l'organisme de l'autre. La lésion pulmonaire devient ainsi un véritable « exutoire » (Sabourin) pour l'élimination « des humeurs peccantes ».

Mais, les deux processus pathologiques indiqués ont ils une importance identique dans la production de ce phénomène ? L'arthritisme et les accidents gastro-intestinaux sont-ils tous deux également responsables, et pour quelle part interviennent-ils chacun ? Nous croyons que ces deux causes ont un rôle analogue. Prenons, par exemple, notre observation I. Les crises d'hémoptysies sont en relation évidente avec les phénomènes d'infection gastro-intestinale ; c'est indiscutable. Ils en sont la cause déterminante ; l'arthritisme en est la condition favorisante au plus haut chef. Les arthritiques ont souvent des congestions pulmonaires à la suite d'un accident, d'une opération chrirurgicale, d'un traumatisme. Chez eux, une infection quelconque vient servir de point de départ aux troubles congestifs. L'infection gastro-intestinale en particulier, réalisant spécialement les phénomènes internes d'auto-intoxication, les déterminera avec une grande facilité. La localisation sera guidée par une lésion déjà existante dans l'organisme, ici la lésion pulmonaire.

Ainsi donc, suivant les cas, l'un ou l'autre de nos deux facteurs l'emportera sur l'autre en importance. Chez un malade d'un tempérament arthritique très prononcé ayant facilement des hémorragies diverses, le plus léger trouble digestif sera l'occasion d'une nouvelle poussée. Mais, d'autre part, nous savons l'infection gastro-intestinale être déjà suffisante par elle-même à produire ces congestions. Chez d'autres sujets donc où elle sera prédominante, son rôle dans la pathogénie du syndrôme sera prépondérant, l'arthritisme la secondant légèrement.

En un mot, en dehors des hémoptysies par ulcérations spécifiques de leurs artérioles ou par la congestion collatérale autour de leur lésion, que de causes les arthritiques tuberculeux ont-ils d'avoir des hémoptysies !!. Parmi elles, il faut réserver une place importante aux troubles gastro-intestinaux. Ceux-ci résultent, soit d'une infection aiguë ou chronique (entérite, embarras gastrique fébrile, indigestion, etc.,) soit de la suralimentation si préconisée chez les tuberculeux, mais suralimentation exagérée et mal conduite.

CHAPITRE V

DÉDUCTIONS PRONOSTIQUES ET THÉRAPEUTIQUES

Toutes les considérations précédentes nous facilitent maintenant la besogne et nous permettront de tirer rapidement les déductions pronostiques et thérapeutiques des hémoptysies en question.

Le pronostic peut d'abord, comme dans toute affection, être prévu par la connaissance des circonstances dans lesquelles se trouve le malade. La condition sociale joue ici, comme ailleurs, un grand rôle. De même la profession. Elle est aussi bien importante, car, si elle permet la vie au plein air, elle sera favorable à la fois à l'arthritisme et à la tuberculose.

Il dépend de trois facteurs : la lésion, la cause et le terrain :

La lésion est légère, et de ce côté, pas de crainte pour le moment, si non son extension ultérieure. Aussi, son examen attentif est-il certes plus important que celui de l'augmentation de poids car, suivant l'expression pittoresque de M. Lyonnet, « il ne faut pas que la balance détrone le sthétoscope ». Point capital à retenir et bon à répéter encore : Elle n'est pas la cause de l'hémoptysie.

La cause. Elle est gastro-intestinale. Son importance est grande, car elle guidera le traitement. Ici, elle est, en somme, plutôt favorable, car, si l'hémoptysie était due à la lésion pulmonaire, le pronostic serait plus grave. Puis, elle en permet davantage le traitement, elle est plus accessible et plus facilement curable que les tubercules du pocemon. En la traitant donc, on traîte l'hémoptysie. Il ne faut, par conséquent, jamais oublier l'importance des voies digestives chez les phtisiques. « L'estomac est le laboratoire de la guérison du tuberculeux (Grancher).» Aussi, d'une manière générale, chez ces malades, est-il nécessaire de distinguer les deux cas suivants : Ces voies digestives sont-elles saines, ou bien sont-elles malades ?

Le terrain. L'arthritisme est ici plutôt favorable. La tuberculose et l'arthritisme constituent l'ancien antagonisme de Pidoux. Cette question a été fort discutée. Plusieurs auteurs ont accumulé les arguments ou pour ou contre, et les discussions sont loin d'être encore closes. Quoi qu'il en soit, il est ici en faveur de la guérison. A ce propos, deux cas doivent être envisagés au point de vue du pronostic :

Ou c'est un tuberculeux gras, mais dont l'engraissement est trop rapide. C'est de la fausse graisse (Grancher, Petit) ou plutôt c'est de la mauvaise graisse, comme dit le peuple. Sous cette apparence de santé, apparence trompeuse, augmentée encore par l'aspect fleuri du visage, les lésions continuent néanmoins. Il faut donc que le malade n'engraisse pas trop. Aussi, s'il est rationnel de le peser souvent pour se rendre compte de l'augmentation de poids, faut-il encore, surtout chez les tuberculeux gras dont nous parlons, veiller à deux choses :

1° Que le poids n'augmente pas trop vite. Pour cela, M. Roger Savignac, dans une thèse récente, dresse le tableau approximatif suivant (1) :

Un gain de 100 à 500 gr. par semaine est très bon ;

Un gain de 500 à 1000 gr. est trop beau ;

Un gain au-dessus de 1.000 gr. est exagéré et ne pourra ni ne devra durer.

(1) R. Savignac. L'ordonnance des tuberculeux. (Thèse de Paris, 1903).

Mais « la pesée, comme les autres signes généraux, ne donne qu'une indication globale,.... elle n'indique ni quel tissu, ni quel organe peut avoir gagné ou perdu en substance, ou quelle nature de principes azotés, gras,... etc... se sont accumulés ou ont disparus de l'économie » (1). Aussi, la balance est-elle insuffisante et faut-il procéder à la deuxième constatation.

2° Il faut s'assurer par l'inspection et par la palpation, que l'augmentation de poids n'est pas dûe seulement à la formation exagérée de graisses, mais aussi à la formation de masses musculaires.

La seconde catégorie est constituée par les tuberculeux engraissant d'une manière normale et non par à-coups. Cette constatation est ici un bon signe. Leur lésion se sclérose.

Enfin, après avoir étudié ce qui peut faire prévoir le pronostic, ce dont il dépend, voyons ce qu'il est le plus souvent. Eh bien, l'on peut dire que les hémoptysies du tuberculeux gras et arthritique placé dans des conditions favorables, à lésions pulmonaires légères et non progressives, à suralimentation bien surveillée et à infections gastro-intestinales rationnellement soignées si elles se produisent, ces hémoptysies ne comportent pas un pronostic défavorable. Mais si les conditions inverses ont lieu, la tuberculose continuera son évolution, hâtée par les troubles de l'alimentation causés par les accidents gastro-intestinaux.

Voyons maintenant les déductions thérapeutiques.

Elles sont tirées des considérations précédentes. Il faut remplir les trois indications suivantes : traiter la cause, le symtôme et le terrain.

1°. — Traiter la cause, c'est-à-dire les accidents gastro-intestinaux. Pour cela, il faut, dès leur apparition, et

____

(1) J. Avril. Les dangers de la suralimentation des tuberculeux. (Thèse de Lyon 1904, page 88).

à plus forte raison si des hémoptysies se produisent, cesser la suralimentation et réduire la quantité des aliments absorbés. Si même elles continuent, on laissera le tube digestif au repos complet, diète d'abord, puis diète lactée. On doit ensuite supprimer les toxines digestives et les éliminer. Le meilleur moyen de les supprimer est réalisé précédemment par le régime lacté. Pour les éliminer, on emploiera les procédés ordinaires, purgatifs dérivatifs (sulfate de soude, aloés) et lavements. Comme le préconise le Docteur Barbary, on pourra administrer des lavements quotidiens à l'eau boratée et suivant le même auteur, donner régulièrement un verre d'eau de Montmirail chaque semaine.

Il faut enfin faire l'antisepsie des voies digestives par les moyens habituels et viser spécialement la désinfection de la partie inférieure de l'intestin, où s'accumulent surtout les produits toxiques de la digestion.

2°. — Il nous faut, en second lieu, traiter le symptôme. Ici il peut être indiqué d'agir sur la fluidité du sang, surtout dans le cas d'hémoptysie particulièrement abondante, où l'on se trouve bien d'employer un sérum gélatiné, soigneusement aseptisé. On veillera tout particulièrement à cette asepsie du sérum gélatiné, car on a publié des cas d'inoculation du tétanos consécutif à ces injections. Si l'on avait le moindre doute sur cette stérilisation parfaite, il serait prudent de faire suivre l'injection de sérum gélatiné d'une piqûre de sérum antitétanique.

Comme dans d'autres cas, le chlorure de calcium pourra également trouver son indication ici.

On peut en même temps agir sur les vaisseaux en ordonnant l'ergotine, et en décongestionnant le poumon, par l'ipéca, la glace et les révulsifs.

Il faut ensuite diminuer l'hypertension. On réunit cette indication aux deux autres et on les remplit en prescrivant dans la même ordonnance : ipéca, ergotine, aloès, suivant la formule des pilules employées par M. le Professeur Carrieu.

3°. — Songeons après cela que notre malade est arthritique. Aussi devrons-nous lui ordonner de suivre l'hygiène et le régime habituel dans ce cas. Sans nous appesantir sur ce point, il faut ici, étant donnés les troubles gastro-intestinaux, insister sur la suppression de toute boisson alcoolique, recommander l'usage des eaux alcalines aux repas, et conseiller enfin aux malades une cure à Euzet, Evian ou Vittel, qui, par le lavage des reins, favorisera l'élimination des toxines digestives.

Contre la dyspepsie elle-même, on conseillera une saison à Vals, Royat ou Vichy.

Enfin, le praticien devra prévenir le retour des hémoptysies en luttant par les moyens sus-indiqués, contre les troubles digestifs, ici cause prédominante. Il se méfiera également des troubles congestifs et pour les déceler à temps il prendra de temps à autre la tension sanguine ; si on constate une élévation, un purgatif devient indiqué (voir observation I) ainsi que les cachets de quinine-quinquina, suivant la méthode du professeur Grasset.

CONCLUSIONS

La conclusion de ce travail sera brève, car elle est maintenant évidente. A côté de l'hémoptysie tuberculeuse courante causée par la lésion pulmonaire, il en est d'autres indépendantes d'elle. Celle-ci localise simplement les congestions des arthritiques produites surtout à l'occasion de troubles ou d'infection du tube digestif. Ces hémoptysies, indépendamment de l'état de santé antérieur du sujet, signe d'une importance particulière, se reconnait facilement à leur abondance, à leur répétition, à l'aspect prospère du malade, à la présence d'autres fluxions viscérales, à l'absence de lésions avancées des sommets, et à leur coïncidence enfin avec des accidents gastro-intestinaux.

Leur pronostic est en général favorable si la lésion pulmonaire n'augmente pas et si le sujet engraisse d'une manière raisonnable.

De tout cela découlent les indications thérapeutiques, car le médecin ne doit pas, empirique vulgaire, soigner des symptômes, mais plutôt des causes. Ici au-dessus de l'hémoptysie, il doit atteindre et trouver l'affection origine. Il lui faut, comme toujours d'ailleurs discerner et discuter les signes reconnus. Il ne doit pas être seulement la main qui panse, mais encore l'œil qui voit et surtout l'intelligence qui comprend.

BIBLIOGRAPHIE

Avril (Jacques). — Les dangers de la suralimentation chez les tuberculeux. (Thèse de Lyon, 1904).

Barbary (de Nice). — La rat. alim^re utile des tuberculeux. (*Bull. de thérap.* 1903, p. 517).

Bardsawell, Goodbody and schapman. — On the effects of forced feeding in cases of poulmonary tuberculosis. (*Brit. méd. j.*, 1902, n° 2.147).

Bennett (J.-H.). — Rech. sur le tr. de la pht. pulm. Paris. 1874.

Bouchard. — Traité de pathol. gén^le.

— Roger et Garnier. — *Revue de Méd.* 1906.

Chanot. — L'est. des tubercul. (Quinz. méd. n° 21, 1er Novembre 1903.

Charcot, Bouchard, Brissaud. — Tome VI, 2e édit.

Charrin. — Poisons de l'org^me ; poisons du tube dig.

Colombani. — Ess. sur les accidents de la suralim. (Th. Paris. 1903).

Cosset. — Consid. sur le poids des tuberc. curables (Th. Paris. 1901).

Gaunet. — Contrib. à l'ét. des fonct. hép. et rénales d. la tuberc. pulm. (Th. Lyon 1900, n° 87).

Gautier (Armand). — L'alim. et les régimes (Paris, Masson. 1904).

Grancher. — Mal. de l'app. respir. 1890. (*Bull. médic.* 1896, p. 99, 199 et 1155).

Bulletin médic. 1897, p. 105.

GRANCHER (J.) et H. BARBIER. — Art. tuberc. pulm. intraité de Brouardel et Gilbert.

HÉRARD, CORNIL et HANOT. — La phtis. pulmon. (Paris 1888).

HUCHARD. — Congrès de Rouen 1883. Assoc. franç. pour l'avancement des scienc. compte-rendus : hémopt. et congest. pulmon. chez les arthrit.

JONNESCO. — Arthrite tubercul. chez un arthrit. (Congrès de la tubercul. 1888).

LYON (Gaston). — L'est. chez les tubercul. (Gaz. des hôp. 3 sept. 1892: p. 949).

LYONNET. — L'alim. des tubercul. (Journ. des Pratic. de Lyon, 3 août 1903).

MOUISSET. — Trait.-ind. des tubercul. (Lyon méd. des 15 et 22 décemb. 1901).

NOE. — L'alim. des tuberc. (*Arch, gén. de méd.* 13 oct. 1903).

PASQUIER (du). — Les tr. gastr. dans la tub. chron. (Th. Paris 1903).

PETIT. — In livre Verneuil.

PLICQUE et VERHAEREN. — La cure des tuberc. ds. les sanatoria franç. (Paris Naud 1903).

ROBIN (A). — L'alim. des phtis. (*Bull. gén. de thérap.* 12 février 1902'. Tté des mal. de l'est. (Paris 1904).

ROUSSEAU (H). — Le rég. alim. des tuberc. (Th. Paris juin 1902'.

ROUX (Jean-Charles). — La toux hémétis. des tubercul. et son traitement. (*La Clinique* n° 36).

SABOURIN. — Les exutoires tuberculeux du poumon (Paris 1903).

— *Journal des Pratic.* (15 août 1903).

— *Revue de médec.* (mars 1903).

SAVIGNAC. — L'ordonnance des tubercul. (Th. d° Paris 1903).

SÉE (Germain). — Rég. alim. (*Gaz. des hôpit.* 1892).

Teissier. — Lyon. La tension dans les hémoptysies des
   tuberculeux.
   —   Lyon. De la tens. d^s les hémopt. des tuberc.
Tétau (J). — Trait. cur. et prévent.de la phtis. pulmon.
   par la modif. du terrain. (*Bull. gén. de thérap.*1903).
Verneuil. — Tuberculose. — (Leç. clinique et expéri-
   ment. Paris).

TABLE DES MATIÈRES

SERMENT

En présence des Maîtres de cette Ecole, de mes chers condisciples, et devant l'effigie d'Hippocrate, je promets et je jure, au nom de l'Être suprême, d'être fidèle aux lois de l'honneur et de la probité dans l'exercice de la Médecine. Je donnerai mes soins gratuits à l'indigent, et n'exigerai jamais un salaire au-dessus de mon travail. Admis dans l'intérieur des maisons, mes yeux ne verront pas ce qui s'y passe ; ma langue taira les secrets qui me seront confiés, et mon état ne servira pas à corrompre les mœurs ni à favoriser le crime. Respectueux et reconnaissant envers mes Maîtres, je rendrai à leurs enfants l'instruction que j'ai reçue de leurs pères.

Que les hommes m'accordent leur estime si je suis fidèle à mes promesses ! Que je sois couvert d'opprobre et méprisé de mes confrères si j'y manque !